BEI GRIN MACHT SICH IHR WISSEN BEZAHLT

AF139961

- Wir veröffentlichen Ihre Hausarbeit,
  Bachelor- und Masterarbeit

- Ihr eigenes eBook und Buch -
  weltweit in allen wichtigen Shops

- Verdienen Sie an jedem Verkauf

Jetzt bei www.GRIN.com hochladen und kostenlos publizieren

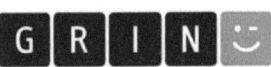

Bibliografische Information der Deutschen Nationalbibliothek:

Die Deutsche Bibliothek verzeichnet diese Publikation in der Deutschen National-
bibliografie; detaillierte bibliografische Daten sind im Internet über http://dnb.d-
nb.de/ abrufbar.

Impressum:

Copyright © 2018 GRIN Verlag
Druck und Bindung: Books on Demand GmbH, Norderstedt Germany
ISBN: 9783668820050

Dieses Buch bei GRIN:

https://www.grin.com/document/443763

Simon Roling

Krankenversicherungswettbewerb und Kostenverschiebung im Gesundheitswesen

GRIN Verlag

Inhaltsverzeichnis

Abkürzungsverzeichnis

BIP	Bruttoinlandsprodukt
DRG	Diagnosis-related group
HMO	Health Maintenance Organization
LOS	Length of Stay (Länge des Aufenthalts)
PPO	Preferred Provider Organization
PPS	Prospective Payment System

Abbildungsverzeichnis

Symbolverzeichnis

x_i	LOS des Patienten i bzw. Grad der Versorgung
F	Fixe und nicht pro Patient basierte Kosten des Krankenhauses
C	Gesamtkosten des Krankenhauses
$B(x_i, F)$	Nutzen des Patienten von Behandlung
R	Prospektiver Zahlungsanteil pro Entlassung
r	Anteil verrechneter Kosten getragen vom Versicherer
(R_j, r_i)	Vertrag
$(R, 0)$	Komplett prospektiver Zahlungsvertrag
$(0, 1)$	Vertrag komplett basierend auf verrechneten Kosten
$R > 0$ und $r > 0$	Gemischtes Zahlungssystem
$\hat{C}_i(x_1, x_2)$	Verrechnete Kosten des Versicherers i
β	Gewichtung von Patientennutzen
$1 - \beta$	Gewichtung von Krankenhausprofit
W_i	Differenz zwischen Patientennutzen und Zahlung an das Krankenhaus

1 Motivation

Gesundheit ist eines jeden Menschen Sorge, weshalb es nicht verwunderlich ist, dass Themen im Gesundheitswesen wie mögliche Krankenversicherungen, deren Kosten und andere Folgen aus der Konstruktion der Gesundheitsindustrie, immer wieder zu Diskussionen anregen. So machen Ausgaben für das Gesundheitswesen einen großen Anteil des BIP des jeweiligen Landes aus. Besonders in den USA lag der Anteil im Jahr 2012 mit 16,4% des BIP für Gesundheitsausgaben sehr hoch (Deutschland: 11% des BIP).[1] Dies induziert die Wichtigkeit von Krankenversicherungen. So lässt sich die Frage aufwerfen, in welcher Art und Weise Krankenversicherungen miteinander konkurrieren und was für Folgen daraus entstehen können. Krankenversicherungen stehen zum einem im Wettbewerb, Patienten für sich zu gewinnen und zum anderem, um Verträge mit Krankenhäusern und Ärzten abzuschließen, die Pläne für Rückerstattungszahlungen enthalten. Diese Arbeit soll vorrangig davon handeln, inwiefern der Wettbewerb von Krankenversicherungen ein Krankenhaus dazu bewegen kann, in Bezug auf soziale Wohlfahrt, ineffizient zu handeln.

So ist unter den Annahmen von nicht pro Patient beobachtbaren Kosten und einer gewissen Gewichtung des Patientennutzen durch das Krankenhaus im Zuge folgender Modellbetrachtungen zu zeigen, dass der Wettbewerb von zwei Krankenversicherungen und deren folgende Vertragsgestaltung zu einer unerwünschten Kostenverschiebung des Krankenhauses in Bezug auf die Grade der Versorgung für Patienten führt.

Hierzu werden im zweiten Kapitel zunächst allgemeine Zahlungsmethoden und Arten der Kostenverschiebung im Gesundheitswesen vorgestellt. Im dritten Abschnitt wird der Modellrahmen beschrieben und bestimmte Größen eingeführt und definiert. Der vierte Abschnitt beschreibt dagegen Entscheidungen des Krankenhauses und der Versicherungen und bettet diese in das Modell ein. Im fünften Teil werden dann Schlussfolgerungen aus dem gegebenen Modell gezogen und formuliert. Schließlich wird im Abschnitt sechs ein Fazit zusammengefasst.

---

[1] OECD 2015.

2 Zahlungsmethoden und die Kostenverschiebung im Gesundheitswesen

2.1 Zahlungsmethoden

Im Gesundheitswesen gibt es mehrere Faktoren, die das Ausmaß an Versorgung für Patienten beeinflussen. So leisten Ärzte und Krankenhäuser und vergleichbares oft eine gute Versorgung unabhängig von finanziellen Anreizen. Nichtsdestotrotz spielt der Finanzierungsaspekt auch in der Gesundheitsindustrie eine Rolle und vor allem die bestimmten Zahlungsmethoden über Versicherungen u.ä. beeinflussen, ob oder wie viel Versorgung für Patienten sichergestellt wird. Gesundheit als ökonomisches Gut ist flüchtig, und die Entscheidung über Erwerb dieses Gutes liegt oft nicht beim Patienten selbst, sondern bei Versicherungen und Zahlenden, die im Namen des Patienten handeln. Gesundheit selbst kann nicht erworben werden, sondern Gesundheitsversorgung in Form von Krankenversicherungen.[2]

Im Folgenden werden exemplarisch Zahlungsmethoden vorgestellt, und dann erläutert welche Formen der Zahlungen wichtig in Bezug auf unsere Modellbetrachtungen sind.

In den USA sind im Besonderen zwei Arten von Krankenversicherungsplänen verbreitet. Zunächst der einer *Health Maintenance Organization (HMO)*, das ist eine Gesundheitspflegeorganisation, die Krankenversicherung gegen eine monatliche oder jährliche Gebühr bietet. Die HMO ist eine Gruppe von Krankenkassen, die die finanzielle Deckung von medizinischer Hilfe auf Ärzte und Krankenhäuser beschränken, die einem Vertrag mit der HMO unterliegen. Diese Verträge ermöglichen niedrigere Zahlungen bzw. Prämien, da die Gesundheitsdienstleister den Vorteil haben Patienten an sie zu verweisen. Das senkt die Zahlungen der Mitglieder und soll die Qualität der Fürsorge beibehalten. Die Verträge beschränken die Mitglieder der HMO jedoch auf die vertraglich gebundenen Ärzte und Krankenhäuser. Bestimmte Notfallversorgungen außerhalb des HMO-Netzwerks sind zulässig und werden auch gedeckt, doch andere Behandlungen außerhalb des HMO-Netzwerks werden nicht gedeckt und müssen aus eigener Tasche bezahlt werden. Neben den niedrigen monatlichen oder jährlichen Gebühren gibt es normalerweise keine zusätzliche Selbstbeteiligung. Es gibt hingegen ein fixen Zuzahlungsbetrag für jeden ärztlichen Besuch (5-10$). Zudem müssen die Mitglieder einer HMO einen primären Arzt wählen, der die erste Anlaufstelle für jegliche Art von Behandlung ist und sind auf dessen Verweisung zu Spezialisten angewiesen.[3]

---

[2] Vgl. Quinn 2015, S.300.

[3] Vgl. *Health Maintenance Organization - HMO, Investopedia* 2018; Wholey und Burns 2007; Glazer und McGuire 1994, S.77.

Die zweite Möglichkeit ist die einer *Preferred Provider Organization (PPO)*. Diese beinhaltet eine medizinische Versorgung mit bevorzugten medizinischen Fachkräften und Einrichtungen und bietet den abonnierten Kunden Dienstleistungen zu reduzierten Preisen an. Mitglieder einer PPO sind freigestellt, von welchem Versorger sie Dienstleistungen innerhalb ihres Netzwerkes annehmen. Versorgung außerhalb ihres Netzwerkes ist möglich und verfügbar aber resultiert in höheren Kosten für den Versicherten. Eine PPO ist also eine Verwaltungs- und Versorgungsorganisation, die aus medizinischen Fachleuten und Einrichtungen besteht. Diese Fachkräfte schließen mit dem Versicherer einen Vertrag ab, um den abonnierten Teilnehmern Dienstleistungen zu einem vereinbarten reduzierten Preis anzubieten. Im Gegenzug für ermäßigte Tarife zahlen die Versicherer dem PPO eine Gebühr und bekommen Zugang zu dem Netzwerk der Anbieter. Die Anbieter und Versicherer verhandeln über Gebühren und Zeitpläne für die Dienstleistungen. Für Versorgung außerhalb des Netzwerkes gibt es eine angemessene und übliche Gebühr, falls diese überstiegen wird, sind Zuzahlungen möglich. Entweder zahlen PPO Mitglieder auch eine fixe Zuzahlung pro Besuch oder sie müssen eine Selbstbeteiligung an den Kosten leisten, bevor die Versicherung den Anspruch zahlt. PPO-Pläne neigen dazu höhere Prämien bzw. Zahlungen der Mitglieder zu verlangen, da sie schwieriger zu verwalten sind und mehr Flexibilität bieten.[4]

Neben diesen beiden Formen von Krankenversicherungsplänen gibt es auch die eines *Prospective Payment System (PPS)*, z.B. innerhalb der öffentlichen und bundesstaatlichen Krankenversicherung *Medicare* für alte und behinderte Menschen in den USA. Ein prospektives Zahlungssystem ist eine Methode der Rückerstattung, bei der die Zahlung, an z.B. *Medicare*, auf der Grundlage eines festgelegten fixen Betrag erfolgt. Der Zahlungsbetrag für einen bestimmten Dienst wird basierend auf dem Klassifizierungssystem dieses Dienstes abgeleitet (z.B. diagnosebezogene Gruppen für stationäre Krankenhausdienste (DRG)). So gibt es im Rahmen von *Medicare* verschiedene PPS, jeweils passend zu der Rückerstattung an Akutkrankenhäuser, Pflegeeinrichtungen, psychatrische Einrichtungen usw.. *Medicare* benutzt dazu ein Kostenverrechnungssystem (*The Tax Equity and Fiscal Responsibility Act of 1982*), um für die vielen Zahlungen an Spezialkrankenhäusern aufzukommen. Das Zahlungssytem eins PPS ähnelt einer HMO, wobei der zentrale Unterschied in der Klassifizierung von den Patienten liegt.[5]

Diese drei Formen von Krankenversicherungsplänen sollen einen Überblick sowie eine Vorstellung über die Situation der Krankenversicherung in den USA bieten. Neben diesen Methoden gibt es noch viele weitere Zahlungsmethoden und Arten von Krankenversicherungen. In Be-

---

[4] Vgl. *Preferred Provider Organization - PPO, Investopedia* 2018; Glazer und McGuire 1994, S.77.
[5] Vgl. Glazer und McGuire 1994, S.77-79; *Medicare Prospective Payment System (PPS) | ASHA* 2018.

zug auf den Fokus dieser Arbeit folgt nun, inwiefern Zahlungsmethoden oder Zahlungsarten im Rahmen der Modellbetrachtungen (Kapitel 3 und folgende) wichtig sind.

Vorerst wird angenommen, dass die wirklichen Kosten, die pro Patient in einem Krankenhaus anfallen, nicht beobachtbar sind. Dies erscheint nachvollziehbar, wenn bedacht wird, dass die verbrachte Zeit von Krankenpflegern beim Patienten oder allgemein genutzte Ausstattung im Krankenhaus nicht gut beobachtet und zugeordnet werden kann. Die Größe, die in diesem Zusammenhang wichtig und einfacher zu beobachten ist, ist die Länge des Aufenthaltes eines Patienten (LOS). Die Zahlung einer Krankenversicherung an ein Krankenhaus kann also nicht auf Basis von wirklich entstandenen Kosten vollzogen werden. Wenn aber nun eine Zahlung basierend auf Kosten gezahlt werden soll, müssen Methoden von Kostenverrechnung benutzt werden. Also z.B. ein Anteil der gesamten Krankenhauskosten werden über den Anteil der verbrachten Tage der Patienten einer Versicherung verrechnet. Wenn die wirklichen Kosten pro Patient nicht beobachtbar sind ergeben sich drei Arten von Zahlungsmethoden.

- **Prospektive Zahlung**:

  Die Versicherung setzt einen Preis pro Krankenhausentlassung unabhängig von Input- oder Kostengrößen.

- **Per diem**:

  Die Versicherung zahlt einen fixen Preis pro Tag, die der Patient im Krankenhaus verbleibt. Wobei der Preis alle erwarteten Kosten decken sollte.

- **Kostenverrechnung**:

  Die Versicherung benutzt ein kostenbasierendes System zu verrechneten Kosten. Die Versicherung erstattet ein Teil der verrechneten Kosten auf Basis einer gegebenen Formel.

Diese drei grundlegenden Zahlungsarten schließen sich nicht gegenseitig aus, eine Mischung aus diesen Zahlungsmethoden für Rückerstattungen an ein Krankenhaus scheint für ein Versicherer sinnvoll. Für die Vertragsentscheidungen (siehe Kapitel 4) ist wichtig zu beachten, dass Verträge mit einem per diem System nicht betrachtet werden und zwischen einem Vertrag gewählt wird, der aus prospektiver Zahlung (R) und/oder einer kostenverrechneten Zahlung (r) besteht.[6]

---

[6] Vgl. Glazer und McGuire 1994, S.73-75.

2.2 Kostenverschiebung

Das Verschieben von Kosten im Gesundheitswesen ist ein elementarer Diskussionspunkt in der Literatur zur Gesundheitsindustrie und es gibt verschiedene Situationen, wo eine Kostenverschiebung zwischen Krankenhäusern, Patienten und Krankenversicherungen stattfindet. Im Folgenden werde ich Arten der Kostenverschiebung vorstellen und dann darauf eingehen, welche Art der Kostenverschiebung im Fokus dieser Arbeit steht.

Zunächst könnte der Begriff der Kostenverschiebung als Deskriptor des Verlangens von verschiedenen Preisen in Bezug auf verschiedene Gruppen verstanden werden. Zum Beispiel zahlt die Versicherung *Medicare* Krankenhäusern weniger als kommerzielle Versicherungen. Oder von *Preferred Provider Orangizations (PPO)* wird weniger verlangt als von kleineren Haftpflichtversicherungen. Dieses Auftreten von Preisunterschieden ist eine Art der Kostenverschiebung, genauer statische Kostenverschiebung, oder im ökonomischen Sinne ist es eine Preisdiskriminierung. Das bedeutet, dass ein Krankenhaus aus einer Marktmachtposition für dieselben Dienstleistungen oder Versorgungen verschiedene Preise (Rückerstattungen) von Versicherungen verlangt. In dieser Situation der Kostenverschiebung ist das Krankenhaus oder der Arzt aber immer noch besser gestellt wenn er beiden Gruppen die gleiche Dienstleistung und Versorgung bietet. Nun kann Kostenverschiebung auch als eine Beeinflussung der Verhaltensweisen von Versorgern (Krankenhäuser, Ärzte u.ä.) verstanden werden. Also, dass Versorger die Preise für eine Gruppe erhöhen, genau aufgrund dessen, weil eine andere Gruppe von Zahlenden (Versicherungen) weniger bezahlt. Das wird als dynamische Kostenverschiebung beschrieben.[7]

Kostenverschiebung kann zudem dann auftreten, wenn es eine Reduzierung der Rückerstattungszahlungen bei Versicherungen gibt, die staatlich unterstützt sind (z.B. *Medicare*). Und dann dadurch andere Versicherungen mehr an die Krankenhäuser zahlen müssen, um den Zahlungsverlust auszugleichen.[8]

Kostenverschiebung im Gesundheitswesen könnte auch im Kontext des Wettbewerbs der Krankenversicherungen untereinander verstanden werden, anstatt in Bezug auf das Preissetzungsverhalten von Krankenhäusern. So könnten staatliche Versicherungen versuchen ihre eigene Ausgaben zu reduzieren, indem sie andere staatliche Versicherungen dazu veranlassen für ähnliche Dienstleistungen zu zahlen.[9]

Um den Wettbewerb zwischen Krankenversicherungen und daraus folgenden Anreizen für Kostenverschiebung in der Vertragsgestaltung mit Krankenhäusern, soll es hier in dieser Arbeit ge-

---

7 Vgl. Morrisey 1994, S.2-3.
8 Vgl. Sloan und Becker 1984, S.661; Dranove 1988, S.47-48.
9 Vgl. Norton, Lindrooth und Dickey 1999, S.186.

hen.

So stellt sich die Frage, was für ein Verhalten von Krankenhäusern ausgelöst wird, dadurch dass Versicherungen im Wettbewerb stehen und Verträge für Zahlungssysteme vorschlagen und das Krankenhaus aufgrund dessen über Inputs der Versorgung von Patienten entscheidet. Abhängig von den Verträgen mit Krankenhäusern könnten konkurrierende Versicherungen versuchen die Krankenhauskosten zum Teil auf ihre Rivalen zu verschieben. Als Grundbeispiel und Ausgangspunkt für spätere Modellbetrachtungen ist folgendes Beispiel zu beachten. Angenommen es gibt zwei konkurrierende Krankenversicherungen und ein Krankenhaus. Eine der Versicherungen bezahlt das Krankenhaus mit einem Anteil der Gesamtkosten des Krankenhauses proportional zur Länge des Aufenthalts (LOS) seines Patienten im Krankenhaus (Kostenverrechnung). Die andere Versicherung bezahlt einen fixen Betrag pro Entlassung des Patienten (Prospektive Zahlung). Diese Situation veranlasst nun das Krankenhaus dazu, die Tage für den Patienten mit der kostenverrechneten Versicherung zu erhöhen und die Tage für den anderen Patienten mit prospektiver Zahlung der Versicherung zu verringern, um den eigenen Gewinn zu maximieren. Die Versicherung mit Kostenverrechnung hat also Kosten der Versorgung ihres Patienten auf die andere Versicherung verschoben. Dieses soll die Art von Kostenverschiebung sein, die in dieser Arbeit behandelt wird.[10]

3 Modellrahmen und Größen

Die Struktur des Modells zur Untersuchung von Krankenversicherungswettbewerb und Kostenverschiebung im Gesundheitswesen wird in diesem Kapitel erläutert.

Das Modell beinhaltet zwei Krankenversicherungen und ein Krankenhaus. Jeder Krankenversicherung wird der Einfachheit wegen je ein Patient zugeordnet. Die beiden Versicherungen versuchen also einen Vertrag mit dem gleichen Krankenhaus abzuschließen. Die Versicherungen müssen entscheiden, in welcher Art sie das Krankenhaus für die Versorgung ihres Patienten rückerstatten bzw. bezahlen. Das Krankenhaus entscheidet dann auf Basis der angebotenen Verträge der Versicherungen, ob sie diese annimmt und über den Grad der Versorgung für den Patienten. Welcher durch die Länge des Aufenthalts (LOS) des Patienten dargestellt ist.[11] Diese Situation ist grundlegend ein *commmon agency problem*, wobei die Versicherungen die Prinzipale sind und das Krankenhaus der *common agent* ist. Die Zielfunktion einer jeden Versicherung ist es dabei ihren Payoff zu maximieren. Dieser ergibt sich aus dem Nutzen des Patienten mit

[10] Vgl. Glazer und McGuire 1994, S.72.
[11] Vgl. Glazer und McGuire 1994, S.72.

Abzug der Zahlung an das Krankenhaus. Das Krankenhaus akzeptiert die angebotenen Verträge, wenn seine Kosten dadurch gedeckt werden. Es ist zudem möglich, dass der Vertrag einer Versicherung vermutlich nicht die Kosten seines Patienten deckt, aber der Vertrag der anderen Versicherung gleicht es aus, so dass das Krankenhaus trotzdem akzeptiert. Hier kann die Kostenverschiebung der Krankenversicherungen eine wichtige Rolle spielen.[12]

3.1 Kosten und Nutzen der Versorgung

Nun werden Größen für die Kosten des Krankenhauses und den Nutzen der Patienten näher beschrieben.

Zunächst stellt sich die Frage, welche Inputs des Krankenhauses bezüglich der Behandlung von Patienten beobachtbar sind und damit auch vertraglich gemacht werden können. So erscheint es nachvollziehbar, dass Inputs wie Zeit von Ärzten und Pflegepersonal bei einem Patienten und allgemeine Equipmentnutzung nicht pro Patient beobachtbar sind. Was dagegen einfach zu beobachten ist, ist die Länge des Aufenthalts eines Patienten im Krankenhaus. Dies soll als Indikator für den Grad der Versorgung des Patienten dienen.[13]

Also wird folglich angenommen, dass es zwei Inputs des Krankenhauses für Versorgung eines Patienten gibt. Erstens die Länge des Aufenthalts eines Patienten i, die beschrieben wird mit x_i. Zweitens ein fixer Input F, der die allgemeine Nutzung von Equipment und Personalkosten von Pflegern und Ärzten für alle Patienten abbildet. Die Kosten des Krankenhauses einen Patienten i zu behandeln, lassen sich dann zu $C_i = x_i + F$ zusammenfassen. Die Kosten einen Patienten zu behandeln werden unabhängig von den Kosten der Behandlung des anderen Patienten angenommen. So ergeben sich die Gesamtkosten des Krankenhauses mit $C = C_1 + C_2 = x_1 + x_2 + 2F$.

Der Patientennutzen aus der Behandlung wird für einen Patienten i mit $B(x_i, F)$ betitelt. Dieser ist also abhängig von den Inputs des Krankenhauses. Da F fixiert ist, reicht es $B(x)$ zu betrachten. Die Funktion lässt sich mit $B'(x) > 0$, $B(x)'' < 0$ als konkav beschreiben. Der marginale Nutzen beginnt also sehr groß aber nimmt ab über die Zeit. Zudem gibt es einen effizienten Grad der Behandlung $x^\star$ (first-best Lösung), wobei mit $B'(x^\star) = 1$ der marginale Nutzen des Patienten genau den marginalen Kosten des Krankenhauses entspricht.[14]

---

[12] Vgl. Glazer und McGuire 1994, S.75-76.
[13] Vgl. Glazer und McGuire 1994, S.73.
[14] Vgl. Glazer und McGuire 1994, S.79-80.

3.2 Kostenverrechnungsmethode

Ein System, die Kosten des Krankenhauses einer Versicherung über eine Kostenverrechnungs-
methode zuzuordnen sieht wie folgt aus. Es soll also ein Anteil der Gesamtkosten des Krankenhauses mithilfe eines vertraglichen festzusetzenden Inputs auf die Versicherung fallen. Hier
wird ein Anteil der Gesamtkosten des Krankenhaus proportional zur Länge des Aufenthalts des
Patienten (x_i) auf die Versicherung dieses Patienten verrechnet. Verrechnete Kosten auf eine
Versicherung i sind:

$$\hat{C}_i(x_1, x_2) = \frac{x_i}{x_1 + x_2}((F_1 + x_1) + (F_2 + x_2)).\tag{1}$$

Wenn nun beide Versicherungen das Krankenhaus auf diese Weise rückerstatten würden gilt,
dass die Summe beider verrechneten Kosten der Versicherungen ($\hat{C}_1 + \hat{C}_2$) den wirklichen Gesamtkosten des Krankenhaus entspricht. Zudem hat die Wahl des Inputs F eine beeinflussende
Rolle in diesem Modell. Also wenn $F = 0$ gewählt würde, wären die verrechneten Kosten einer
Versicherung i gleich den Kosten der Behandlung für x_i.[15]

3.3 Zahlungssysteme und Vertragsgestaltung

Nun werden die möglichen Zahlungssysteme bzw. Vertragsformen der Versicherungen vorgestellt. Mögliche Zahlungssysteme sind in diesem Modell als Kombination eines prospektiven
Anteil der Zahlung pro Entlassung (R) und einen Anteil der Zahlung mit Kostenverrechnung (r)
zu verstehen. Das heißt der Vertrag einer Versicherung i hat folgende Form:
(R_i, r_i) mit $R_i \geq 0$ und $0 \leq r_i \leq 1$.
Ein Vertrag der Form $(R, 0)$ wäre also eine komplett prospektive Zahlung und der Vertrag $(0, 1)$
wäre eine Zahlung komplett basierend auf Kostenverrechnung. Wobei ein Vertrag mit $R > 0$
und $r > 0$ als gemischtes Zahlungssystem bezeichnet werden kann. Dies bildet auch die Menge
an zulässigen Verträgen in diesem Modell ab. So ist es nicht möglich für eine Versicherung einen Vertrag zu gestalten, der genau die Kosten des entsprechenden x_i forciert. Also bei anderer
Realisierung des x_i nichts bezahlt wird. So eine Art des *boiling-in-oil*-Vertrages wird hier aus-
geschlossen, da es nicht sinnvoll erscheint, dass es einer Versicherung möglich sein sollte die
Krankenhausproduktion zu bestimmen. Die Zahlung einer Versicherung i an das Krankenhaus
ist also, $R_i + r_i \hat{C}_i$.[16]

---

[15] Vgl. Glazer und McGuire 1994, S.80.
[16] Vgl. Glazer und McGuire 1994, S.80-81.

4   Entscheidungen

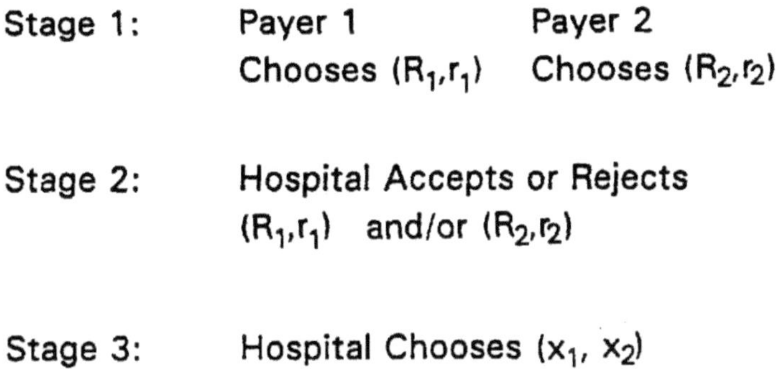

Stage 1:   Payer 1   Payer 2
                 Chooses (R_1, r_1) Chooses (R_2, r_2)

Stage 2:   Hospital Accepts or Rejects
                 (R_1, r_1) and/or (R_2, r_2)

Stage 3:   Hospital Chooses (x_1, x_2)

FIGURE 1. STAGES OF THE GAME.

Abbildung 1: Entscheidungsstufen
Aus Glazer und McGuire 1994, S.81

Fortführend aus den Modellbeschreibungen können jetzt verschiedene Entscheidungsstufen innerhalb eines 3-Stufen Spiels gemäß Abb. 1 definiert werden.

Dabei stehen die beiden Versicherungen in der ersten Stufe vor der Entscheidung einen Vertrag mit den entsprechenden Zahlungsanteilen auszuwählen und dem Krankenhaus anzubieten. Dies passiert zeitlich simultan. Daraufhin entscheidet das Krankenhaus in der zweiten Stufe über die Annahme oder Ablehnung der Verträge. Schließlich entscheidet das Krankenhaus auf Basis der angebotenen Verträge über den jeweiligen Grad der Versorgung für die Patienten. Im Folgenden werden diese Schritte, beginnend bei Stufe 3, näher betrachtet.

4.1   Krankenhausentscheidung über den Grad der Versorgung (Stufe 3)

In dieser Stufe wird eine Entscheidung des Krankenhauses über die Wahl von x_1 und x_2 getroffen. Es entscheidet also über den Grad der Versorgung für die Patienten, gegeben irgendeiner Kombination von Verträgen (R_1, r_1) und (R_2, r_2). Nun soll zunächst eine Profit Funktion des Krankenhauses definiert werden, wenn die Versicherungen mit einem Kostenverrechnungssystem bezahlen, welches die Zahlungen der beiden Versicherungen abzüglich der Kosten der Inputs beinhaltet.

$$\Pi = R_1 + R_2 + r_1 \hat{C}_1(x_1, x_2) + r_2 \hat{C}_2(x_1, x_2) - 2F - x_1 - x_2 \tag{2}$$

Dem Krankenhaus nun eine Entscheidung über Versorgungsgrade nur anhand des monetären Profits zu unterstellen erscheint nicht wirklich realitätsnah. So wird angenommen, dass das Krankenhaus ebenfalls Nutzen aus dem Wohlergehen des Patienten zieht. Demnach wählt das Krankenhaus ein x auf Basis der Maximierung einer Nutzenfunktion mit einer gewichteten Kombination aus Patientennutzen (β) und monetären Profit ($1 - \beta$). Damit ergibt sich die Zielfunktion des Krankenhauses:

$$U = \beta[B(x_1) + B(x_2)] + (1 - \beta)\Pi(x_1, x_2) \tag{3}$$

Die Wahl des Gewichts β bekommt damit eine wichtige Bedeutung in Bezug auf mögliche Entscheidungen des Krankenhauses und ist somit einflussreich in Gleichgewichtsbetrachtungen. Wenn nun Gleichung (3) in Bezug auf x_1 und x_2 maximiert wird und die Gleichung (2) für den Profit eingesetzt wird, ergibt sich durch einen *First-order-condition Ansatz* die Anreiz Kompatibilitäts Nebenbedingung (4).

$$\beta B'(x_i) + (1 - \beta)((r_i - r_j)\frac{\hat{C}_j(x_1, x_2)}{x_1 + x_2} + \frac{r_1 x_1 + r_2 x_2}{x_1 + x_2} - 1) = 0 \quad mit \quad i, j = 1, 2 \quad und \quad i \neq j \tag{4}$$

Die Anreiz Kompatibilitäts Nebenbedingung zeigt die Anreize des Krankenhauses, die sich durch die Wahl des x_i ergeben. In dieser Nebenbedingung lassen sich drei Effekte ablesen. Erstens profitiert das Krankenhaus davon, wenn x_i steigt, weil es mit der Gewichtung β den Patientennutzen wertschätzt. Zweitens beschreibt der mittlere Term in Gleichung (4) den Anreiz des Krankenhauses Kosten zu verschieben. Sei nämlich eine Differenz zwischen r_i und r_j angenommen (z.B. $r_i > r_j$), dann zahlt die Versicherung i einen höheren Anteil der Kosten. Mit der Erhöhung von x_i gewinnt das Krankenhaus die Differenz ($r_i - r_j$) mal die verrechneten Kosten. Das Krankenhaus verschiebt also Inputs (x), um den monetären Profit zu maximieren. Drittens beschreibt der letzte Term den Anteil der marginalen Kosten, die auf das Krankenhaus fallen, was mit $1 - \beta$ gewichtet ist. Da ein Teil der Kosten auf das Krankenhaus fallen, wenn r_i und r_j kleiner eins sind und weil die Zahlungssysteme auf Kostenverrechnung basiert sind, werden Krankenhauskosten proportional zu den x der Versicherungen auf diese verteilt.

Die Wahl des Anteils der Zahlung mit Kostenverrechnung der Versicherungen, sprich die Höhe der $r's$, hat somit wesentlichen Einfluss auf den Anreiz der Kostenverschiebung. Es lässt sich dann ebenfalls ein effizientes $r = r^\star$ definieren, wobei das Krankenhaus den effizienten Grad der Versorgung $x^\star$ wählt.

$$r^\star = (1 - 2\beta)/(1 - \beta) \tag{5}$$

Gegeben die Zahlungssysteme enthalten Kostenverrechnung, führt das effiziente $r^* = r_1 = r_2$ zu der Wahl der Versorgung mit $x^* = x_1 = x_2$. Ob diese effizienten Niveaus in dem Vorhandensein von Zahlungssystemen mit Kostenverrechnung erreicht werden können, oder ob sie sich zu tief oder zu hoch ergeben, ist dabei eine zentrale Fragestellung.[17]

4.2   Krankenhausentscheidung über Akzeptieren der Verträge (Stufe 2)

In der Rückwärtsbetrachtung wird nun die zweite Entscheidungsstufe des Spiels beschrieben. Das Krankenhaus entscheidet, ob es die angebotenen Verträge der Versicherungen annimmt oder ablehnt. Zunächst wird angenommen, dass das Krankenhaus so viele Patienten wie möglich aufnimmt, solange die Kosten dieses gedeckt sind. Dies führt zu der individuellen Rationalitäts Nebenbedingung, was bedeutet, das Krankenhaus akzeptiert die angebotenen Verträge, wenn:

$$R_1 + R_2 + r_1 \hat{C}_1(x_1, x_2) + r_2 \hat{C}_2(x_1, x_2) - (2F + x_1 + x_2) \geq 0 \qquad (6)$$

Die Zahlungen der Versicherungen sollten also mindestens den Inputs des Krankenhauses entsprechen. Anhand von Gleichung (6) lässt sich erkennen, welche Abweichungen der Verträge für das Krankenhaus noch akzeptabel sind. Das heißt, bevor eine Versicherung ihren Vertrag und damit ihren Zahlungsplan an das Krankenhaus verändert, muss sie sichergehen, dass dieser Vertrag zusammen mit dem Vertrag der anderen Versicherung immer noch die Gleichung (6) erfüllt, sonst wird das Krankenhaus den Vertrag ablehnen.[18]

4.3   Versicherungsentscheidung über Vertragsgestaltung (Stufe 1)

Angelangt bei der ersten Entscheidungsstufe des vorgestellten Spiels aus Abb. 1, wählen die beiden Versicherungen zur gleichen Zeit die Gestaltung ihres Zahlungsvertrages. Es liegt im Interesse der Versicherungen den Nutzen ihrer Patienten zu maximieren. Die Überlegung bzw. Annahme dahinter könnte sein, dass die Versicherungen um Patienten konkurrieren und die Patienten die Versicherung auswählen, die den höchsten Überschuss an Nutzen bietet. Die Zielfunktion einer Versicherung ist es somit die Differenz zwischen Patientennutzen und Zahlung an das Krankenhaus. Diese versucht die Versicherung zu maximieren.

$$\underset{R_i, r_i, x_1, x_2}{Max} \; W_i = B(x_i) - R_i - r_i \hat{C}_i(x_1, x_2) \quad s.t. \quad (4), (6) \qquad (7)$$

---

[17] Vgl. Glazer und McGuire 1994, S.82-83.
[18] Vgl. Glazer und McGuire 1994, S.83-84.

Zu beachten ist hierbei, dass wenn Kosten pro Patient komplett beobachtbar und somit vertraglich möglich wären, sich die effiziente Höhe der Zahlung mit Kostenverrechnung $r^* = r_1 = r_2$ ergibt. Und damit das Krankenhaus auch den effizienten Grad der Versorgung wählen würde. Da dies nicht der Fall ist, kann Gleichung (7) als *common agency problem* bezeichnet werden.

Die Versicherungen sind die Prinzipale, welche ihren Payoff maximieren unter Berücksichtigung des Vertrages der anderen Versicherung und den beiden Nebenbedingungen (4) und (6) des Agenten (Krankenhaus). Im Gleichgewicht sollte für eine Versicherung die Nebenbedingung (6) gerade so erfüllt sein, also null entsprechen. Demzufolge lässt sich das Problem einer Versicherung i wie folgt definieren:

$$\underset{R_i, r_i, x_1, x_2}{Max} \; W_i = B(x_i) + [\frac{r_i x_j}{x_1 + x_2} - 1](2F + x_1 + x_2 + R_j) \quad s.t. \quad (4) \tag{8}$$

Hierbei ist die ausgeschriebene Formulierung der verrechneten Kosten $\hat{C}_i(x_1, x_2)$ integriert, und es lässt sich erkennen, dass wenn das Krankenhaus genau null Profit macht, sich die Zahlung der Versicherung i genau durch die Differenz der Gesamtkosten des Krankenhauses und der Zahlung der Versicherung j, also $R_j + r_j \hat{C}_j(x_1, x_2)$, ergibt.[19]

5   Schlussfolgerungen

Auf Basis der vorausgegangen Modellbeschreibungen sollen jetzt Gleichgewichtsbetrachtungen durchgeführt werden und mögliche Equilibria beschrieben werden. Somit sind dann Schlussfolgerungen aus diesem Modell mit Krankenversicherungswettbewerb in Bezug auf die definierten effizienten Level zu ziehen.

Es wird folglich von dem Maximierungsproblem einer Versicherung gemäß Gleichung (8) ausgegangen. Die Größen F und β, also die nicht beobachtbaren fixen Kosten und die Gewichtung des Patientennutzens, ergeben sich exogen in diesem Modell. Die Wahl dieser hat damit einen entscheidenden Einfluss für die Gleichgewichtsbetrachtungen.

Als Erstes wird betrachtet, in welchem Fall die Versicherungen ihre Verträge nur mit prospektiver Zahlung ausstatten, also $r_1 = r_2 = 0$ wählen. Das bedeutet, jede Versicherung sollte schlechter gestellt sein, wenn der Anteil der Zahlung mit Kostenverrechnung über null steigt. Zu der Situation von nur prospektiver Zahlung der Versicherungen kommt es, wenn $F = 0$ und $\beta \geq \frac{1}{2}$ sind. Das heißt, es gibt keine allgemeinen fixen und für alle Patienten geltenden Kosten und der Patientennutzen wird verhältnismäßig stark gewichtet. Da in diesem Fall pro Patient basie-

---
[19] Vgl. Glazer und McGuire 1994, S.84-85.

rende Kosten vertraglich möglich wären und das Krankenhaus den Nutzen aus monetären Profit nicht stark gewichtet, gibt es keine Anreize zur Kostenverschiebung und die Versicherungen leiden nicht darunter ihren Vertrag komplett prospektiv zu gestalten. Sie sind damit sogar besser gestellt als mit einem Vertrag mit Kostenverrechnung. Daraus lässt sich ebenfalls die Schlussfolgerung ziehen, dass wenn $\beta \leq \frac{1}{2}$ ist und/oder $F > 0$ ist, Versicherungen nicht nur prospektiv zahlen.

Ausgehend von der Situation, dass es am besten wäre den Zahlungsvertrag fast komplett prospektiv zu wählen (r nahe null), zeigt sich der Anreiz das r zu hoch zu wählen durch das Vorhandensein von einem Kostenverrechnungssystem. Mit einem $\beta = \frac{1}{2}$ würde sich ein $r^\star = (1 - 2\beta)/(1 - \beta) = 0$ ergeben. Dies kann mit einem $F > 0$ nicht zu einem Gleichgewicht führen, da in diesem Fall von nicht vertraglich machbaren Kosten, Kostenverrechnung eine Rolle spielt. Wenn jetzt die Versicherung i ihren kostenverrechneten Zahlungsanteil erhöht ($r_i \uparrow$), dann würde das Krankenhaus als Reaktion darauf x_i erhöhen und x_j senken. Die Versicherung j bekommt damit also einen geringeren Grad der Versorgung im Vergleich zu vorher, wo $r_1 = r_2 = 0$ galt. Die Versicherung j überbezahlt mit $R_j > F + x_j$. Die Versicherung i versucht diese Überbezahlung dann auszunutzen, indem es den prospektiven Zahlungsanteil R_i runter setzt, wobei die individuelle Rationaltäts Nebenbedingung (6) erfüllt bleibt. Dementsprechend besteht der Anreiz für die Versicherungen das r größer zu wählen, um Kosten auf die jeweils andere Versicherung zu verschieben. Dieser Anreiz gilt für beide Versicherungen, daraus folgend werden die $r's$ höher als das effiziente Niveau gewählt. Das Krankenhaus wählt infolgedessen zu hohe Niveaus für die $x's$. Gegenüber dem effizienten Niveau wird deswegen zu viel Versorgung vom Krankenhaus aufgebracht.

Festzuhalten ist, dass wenn $F = 0$ ist, im Gleichgewicht der effiziente Grad der Versorgung $x^\star$ gewählt wird, wobei dann der marginale Nutzen des Patienten genau den marginalen Kosten des Krankenhauses entspricht. Wenn F nun größer als null ist, ist die Höhe des β entscheidend, ob im Vergleich zum effizienten Optimum zu viel oder zu wenig Versorgung aufgebracht wird.

Konsistent mit Abb. 2 lässt sich demnach folgendes über die Gleichgewichtsbetrachtungen zusammenfassen. Wenn $F > 0$ (d.h. $r > 0$) aber trotzdem klein ist und $\beta < \frac{1}{3}$, wird im Gleichgewicht zu wenig Versorgung vom Krankenhaus aufgebracht ($x^e < x^\star$). Mit $\beta > \frac{1}{3}$ wird dann zu viel Versorgung aufgebracht ($x^e > x^\star$). Mit einem großen F wird auch mit einem β zwischen $\frac{1}{3}$ und $\frac{1}{2}$ zu wenig Versorgung aufgebracht.

Der rechte untere Teil der Abb. 2 beschreibt dabei den Fall, wenn Kosten pro Patient vertraglich möglich wären. Dann würden die Versicherungen $r = 0$ wählen. Mit einer Gewichtung des Patientennutzen von $\beta > \frac{1}{2}$ würde dann ein zu hoher Grad der Versorgung im Vergleich zum

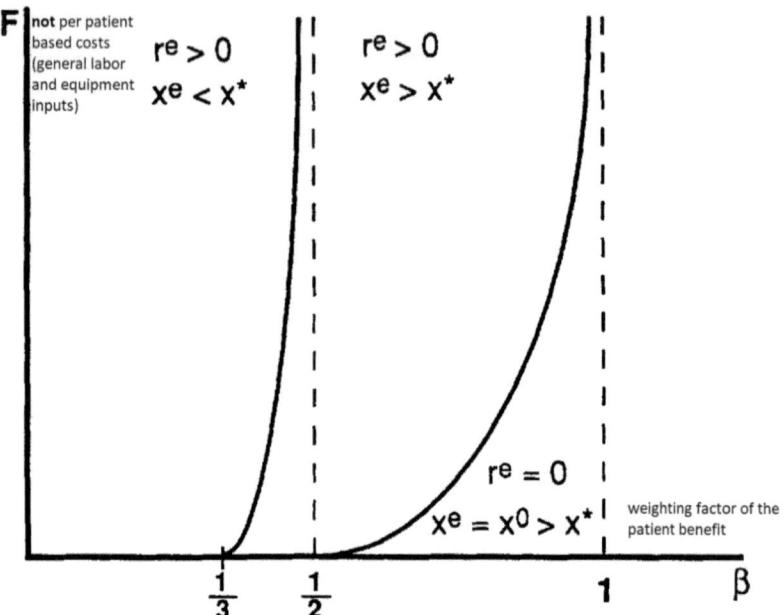

FIGURE 2. PROPERTIES OF EQUILIBRIUM.

Abbildung 2: Equilibrium
Aus Glazer und McGuire 1994, S.89

sozialen Optimum gewählt werden.[20]

Im Rahmen dieses Modells führt Krankenversicherungswettbewerb somit mit dem Vorhandensein von nicht vertraglich möglichen Inputs zu einer ineffizienten Produktion von Versorgung durch das Krankenhaus. Die Krankenversicherungen versuchen die Zahlungsmethode der Kostenverrechnung auszunutzen und Kosten auf ihre Konkurrenten zu verschieben. Mögliche Zahlungsverträge aus den Gleichgewichtsbetrachtungen können damit mit zu viel prospektiver Zahlung ausgestattet sein, was zu einer Unterversorgung der Patienten führt. Oder zu wenig prospektive Zahlung enthalten, was zu einer Überversorgung führt. Inwiefern das jeweils der Fall ist, hängt von der Höhe der nicht vertraglich machbaren Inputs und der Gewichtung des Patientennutzen durch das Krankenhaus ab.[21]

---

[20] Vgl. Glazer und McGuire 1994, S.85-89.
[21] Vgl. Glazer und McGuire 1994, S.90.

6   Fazit

Im Rahmen dieser Arbeit über Krankenversicherungswettbewerb und daraus folgenden Anreizen für Kostenverschiebung mit einem Krankenhaus, lässt sich schließlich folgendes zusammenfassen.

Es gibt mehrere verschiedene Arten von Versicherungen und Zahlungsmethoden, um Krankenhäuser für ihre Leistungen rückzuerstatten. In den Untersuchungen dieser Arbeit spielen dabei
die Möglichkeit von prospektiver Zahlung und eine Methode der Zahlung basierend auf Kostenverrechnung die zentrale Rolle. Dieser Umstand wird den vielen verschiedenen Arten der
Zahlungsmethoden zwar nicht gerecht, stellt jedoch zwei wesentliche Arten der Rückerstattung
an Krankenhäuser dar. So sind die Bestandteile dieser Methoden in vielen Verträgen und Or-
ganisationen von Krankenversicherungen mit eingebettet. Mit der Art der Kostenverschiebung
von einem Krankenhaus ist in dieser Arbeit nicht das Preissetzungsverhalten gegenüber verschiedenen Gruppen beschrieben, sondern die Erhöhung oder Senkung von Behandlungsinputs
für einen Patienten aufgrund des Zahlungsvertrages seiner Krankenversicherung. Zur Untersuchung dieses Problems wird ein Modell mit zwei Krankenversicherungen mit jeweils einem
Patienten und einem Krankenhaus beschrieben. Beide Versicherungen versuchen einen Vertrag
mit dem gleichen Krankenhaus abzuschließen. Kosten der Versorgung für das Krankenhaus
und der Patientennutzen aus der Versorgung sind dabei von zwei wesentlichen Inputs abhängig. Nämlich von einem allgemeinen fixen, für alle Patienten gleichen und nicht beobachtbaren
Input und der Länge des Aufenthalts eines Patienten im Krankenhaus. Anhand dieser Inputs
wird auch eine Methode der Kostenverrechnung beschrieben. Welche besagt, dass ein Anteil
der Gesamtkosten des Krankenhauses proportional zur Länge des Aufenthaltes des Patienten
auf die Versicherung verrechnet wird. Mögliche Zahlungsverträge der Versicherungen ergeben
sich aus der Kombination eines prospektiven Anteils der Zahlung und einem Zahlungsanteil basierend auf Kostenverrechnung. Im Zuge des Modells sind zudem drei Entscheidungsstufen zu
beschreiben. Zunächst die Wahl der Zahlungsverträge durch die Versicherungen, die Annahme-
oder Ablehnungsentscheidung der Verträge vom Krankenhaus und die Wahl der Versorgungsgrade durch das Krankenhaus.

Festzustellen ist, dass der Krankenversicherungswettbewerb im Rahmen dieses Modells zu in-
effizientem Handeln des Krankenhauses in Bezug auf die Versorgungsgrade führt. So versuchen
die Versicherungen die Zahlungsmethode der Kostenverrechnung auszunutzen und Kosten auf
ihre Konkurrenten zu verschieben. Je nach Gestaltung der Zahlungsverträge führen diese zu
Unter- oder Überversorgung der Patienten. Entscheidend ist dabei zudem die Höhe der fixen,

für alle Patienten gleichen und nicht beobachtbaren Kosten sowie die Gewichtung des Patientennutzen durch das Krankenhaus.

Literatur

Carmen DeNavas-Walt, Bernadette D. Proctor und Jessica C. Smith (2008). *Income, Poverty and Health Insurance Coverage in the United States: 2007*. Hrsg. von United States Census Bureau. URL: www.census.gov/prod/2008pubs/p60-235.pdf   (besucht am 26.06.2018).

Dranove, David (1988). „Pricing by non-profit institutions". In: *Journal of health economics* 7.1, S. 47–57.

Glazer, Jacob und Thomas G. McGuire (1994). „Payer competition and cost shifting in health care". In: *Journal of Economics & Managment Strategy* 3.1, S. 71–92.

Health Maintenance Organization - HMO, Investopedia (2018). URL: https://www.investopedia.com/terms/h/hmo.asp   (besucht am 04.06.2018).

Medicare Prospective Payment System (PPS) | ASHA (2018). URL: https://www.asha.org/practice/reimbursement/medicare/pps_sum/   (besucht am 05.06.2018).

Morrisey, M. A. (1994). *Cost shifting in health care: Separating evidence from rhetoric*. Washington, DC: AEI Press.

Norton, Edward C., Richard C. Lindrooth und Barbara Dickey (1999). In: *Mental Health Services Research* 1.3, S. 185–196.

OECD (2015). *Focus Health Spending*. URL: www.oecd.org/health/health-systems/Focus-Health-Spending-2015.pdf   (besucht am 26.06.2018).

Preferred Provider Organization - PPO, Investopedia (2018). URL: https://www.investopedia.com/terms/p/preferred-provider-organization.asp   (besucht am 04.06.2018).

Quinn, Kevin (2015). „The 8 Basic Payment Methods in Health Care". In: *Annals of Internal Medicine* 163.4, S. 300–306.

Sloan, Frank A. und Edmund R. Becker (1984). „Cross-Subsidies and Payment for Hospital Care". In: *Journal of Health Politics, Policy and Law* 8.4, S. 660–685.

Wholey, Douglas R. und Lawton R. Burns (2007). „Health Maintenance Organization". In: *The Blackwell Encyclopedia of Sociology*. Hrsg. von George Ritzer. Oxford, UK: John Wiley & Sons, Ltd.

BEI GRIN MACHT SICH IHR WISSEN BEZAHLT

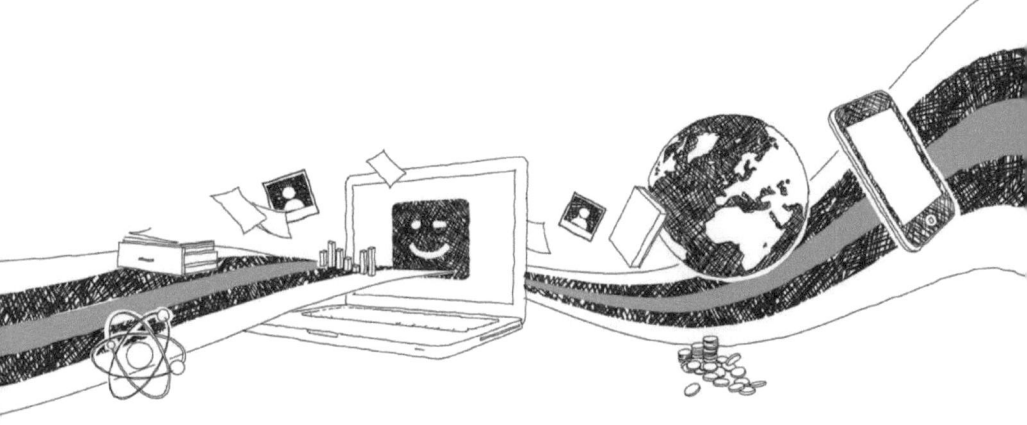

- Wir veröffentlichen Ihre Hausarbeit,
  Bachelor- und Masterarbeit

- Ihr eigenes eBook und Buch -
  weltweit in allen wichtigen Shops

- Verdienen Sie an jedem Verkauf

**Jetzt bei www.GRIN.com hochladen
und kostenlos publizieren**

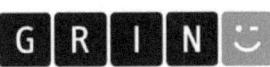